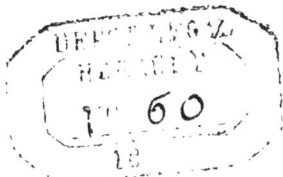

Dr J. GRASSET
Président du Comité de l'Hérault
de l'Alliance d'Hygiène sociale

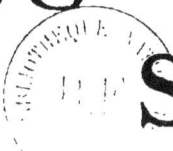

—◆—

L'Hygiène Sociale

Œuvre de Science
et Œuvre de Morale

MONTPELLIER
COULET & FILS, LIBRAIRES-ÉDITEURS
5, Grand'Rue, 5

1905

L'Hygiène Sociale

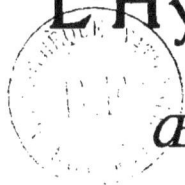

Œuvre de Science

et Œuvre de Morale

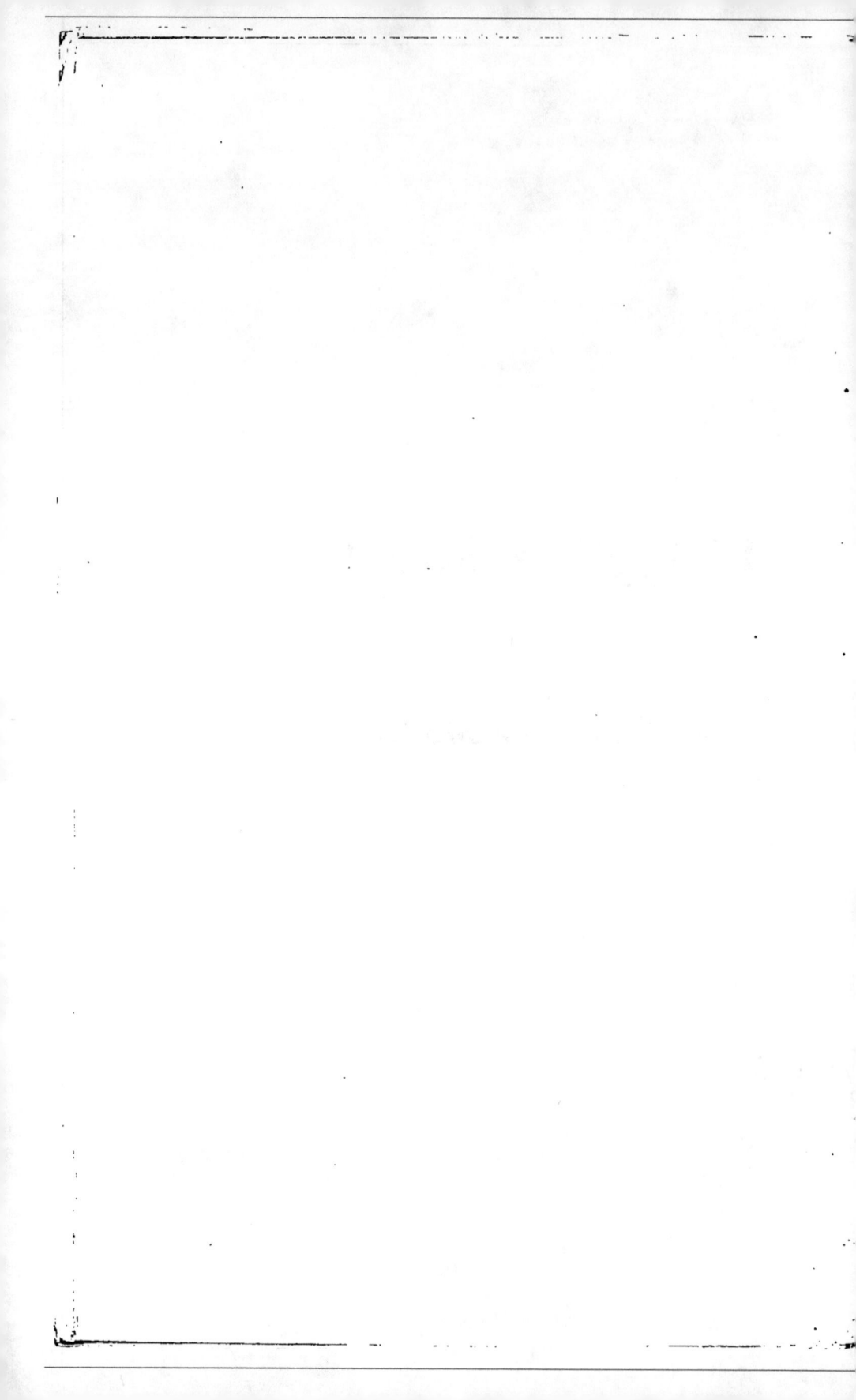

Dr J. GRASSET

Président du Comité de l'Hérault
de l'Alliance d'Hygiène sociale

—.—◆—.—

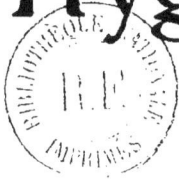

L'Hygiène Sociale

Œuvre de Science

et Œuvre de Morale

—— ⌐⌐⌐ ——

MONTPELLIER

COULET & FILS, LIBRAIRES-ÉDITEURS

5, Grand'Rue, 5

—

1905

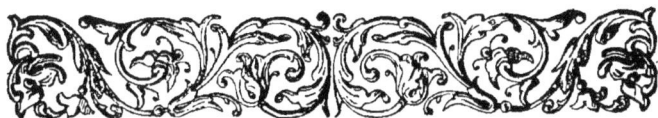

L'Hygiène Sociale

Œuvre de Science

et Œuvre de Morale[1]

MESDAMES,

MESSIEURS,

Cette séance clôture l'important Congrès dont notre distingué et infatigable Secrétaire général, qui est vraiment l'âme de notre œuvre, vient de vous rendre compte et qui restera certainement comme une grave contribution à l'Hygiène

(1) Discours prononcé, le 21 mai 1905, à la séance de clôture du deuxième Congrès de l'Alliance d'Hygiène sociale, tenu à Montpellier sous la présidence de M. le député SIEGFRIED, remplaçant M. le Président CASIMIR-PERIER.

sociale, grâce au zèle, au talent et à la compétence des Rapporteurs, des Conférenciers et de tous les orateurs qui y ont successivement pris la parole.

Je n'ai pas qualité pour les remercier et pour leur dire tout le profit que notre œuvre tirera de leurs travaux.

Mais cette séance inaugure en même temps le Comité de l'Hérault de l'Alliance d'Hygiène sociale, et c'est pour cela que vous voyez, un peu confus, à cette place, obligé de prendre la parole au milieu de tant d'hommes plus compétents, un vieux médecin, provincial enraciné, qui n'a de titre à cet honneur que son inaltérable et croissante affection pour Montpellier et pour son Université.

Vous comprendrez, Messieurs, qu'à une séance d'inauguration un Comité ne puisse pas vous rendre compte des travaux déjà accomplis par lui ou sous sa direction.

Plein de bonnes intentions, le département n'a guère posé encore, en Hygiène sociale, que des premières pierres.

Il m'est donc impossible de vous faire, comme l'a si brillamment fait à Bordeaux mon collègue

DE NABIAS, le tableau des œuvres déjà accomplies.

Ce bilan du bien déjà fait et du bien à faire dans le département a d'ailleurs été supérieurement établi ce matin dans des Rapports, que chacune de nos Sections a présentés au Congrès et qui ont été le point de départ d'intéressantes discussions.

Notre passé est donc trop court pour que j'aie rien à vous en dire.

Mais j'ai le devoir de vous dire quelques mots de l'avenir, d'essayer de préciser comment nous comprenons l'œuvre d'Hygiène sociale à laquelle nous vous convions.

Je ne veux certes pas, dans une assemblée comme celle-ci, préciser le détail des œuvres à accomplir : vous les connaissez d'ailleurs, hélas ! elles ne s'imposent que trop tous les jours à votre attention compatissante.

Mais je dois, élevant autant que possible la question, vous dire les principes qui nous guideront dans l'étude de ces angoissants problèmes.

L'Hygiène sociale est une œuvre de Science et une œuvre de Morale.

Voilà l'idée simple que je voudrais vous déve-

lopper rapidement, trop heureux si vous la trou-
vez banale, à force de vérité.

.

Longtemps le peuple et les savants se sont
mutuellement ignorés, quand ils ne se traitaient
pas en ennemis.

Les moins éclairés accusaient les médecins
d'empoisonner les sources, de créer les épidémies et d'étouffer les enragés.

Les plus éclairés considéraient tout au moins
les savants comme des hommes peu pratiques,
distraits et peu utiles à la société.

On les apercevait, de loin,

Sur la plus haute Tour du Temple aux sept étages,

debout, contemplant «la Nuit sacrée», mais ne
regardant pas « en bas » (1).

Ou, si on admettait qu'ils descendissent parfois de leur tour d'ivoire, on se les imaginait
volontiers : tombant dans les puits de la route,
pour ne pas perdre les astres de vue.

La Science apparaissait comme un noble et

---

(1) Sébastien Charles Leconte.

haut délassement. Mais la théorie et la pratique restaient bizarrement opposées, comme on distinguait malicieusement les savants et les médecins.

Que ces temps nous paraissent loin et comme ils sont changés!

La Science s'est graduellement imposée à l'attention des foules par l'importance croissante de ses innombrables applications.

On a compris qu'un médecin pouvait sans inconvénient être et était parfois un savant, que la Science ne l'empêchait pas d'être un praticien, que la Science aidait parfois l'organisme à se débarrasser des maladies, plus souvent encore à en prévenir le développement.

Cette entrée de la Science dans la vie pratique ne s'est d'abord appliquée qu'à l'hygiène individuelle. Aujourd'hui, *il faut que la Science inspire, fonde et dirige l'Hygiène sociale.*

Si la Science est devenue la «Nouvelle Idole», il ne faut plus qu'elle soit l'idole mystérieuse adorée sous ses voiles impénétrables, encore moins l'idole cruelle qui ne se montre au peuple qu'en écrasant ses fidèles sous les roues de son char, pas même l'idole qui se dévoile dans l'oratoire privé de l'individu.

Loin d'exiger des sacrifices humains, la Science doit être aujourd'hui la divinité bienfaisante, qui répand sur l'humanité entière et accroît : la lumière, la santé et la vie.

C'est ainsi que l'hygiène est devenue un chapitre important de la *Science sociale*. C'est ainsi qu'est née l'*Hygiène sociale*.

Si cette nouvelle Science est sortie des travaux accumulés sur la Biologie humaine dans le monde entier, nous avons bien le droit de souligner avec orgueil la part immense qui revient à l'Ecole française du XIXᵉ siècle, que symbolisent si merveilleusement les noms de CLAUDE BERNARD et de PASTEUR.

Comment la société n'aurait-elle pas compris l'utilité pratique de la Science, quand elle l'a vue prévenir la variole, empêcher la rage, guérir la diphtérie, limiter la peste ou le choléra, préciser les causes de la fièvre typhoïde, démasquer les complices de la tuberculose ?...

Les services rendus par la Science au peuple sont indiscutables, innombrables et de plus en plus unanimement reconnus.

Il reste peut-être quelque chose à faire cependant encore à ce point de vue.

La société ne marchande pas son admiration et ses applaudissements à la Science. Elle lui demande des conseils et reconnaît qu'en hygiène elle ne peut les demander qu'à elle.

Mais... elle met peut-être parfois encore quelque lenteur à exécuter ces conseils, à les mettre en œuvre, à les appliquer.

La voix de la Science dans les grandes assemblées est encore trop souvent purement consultative.

Les grandes armées mutualistes qui couvrent la France doivent voir dans le médecin, non l'ennemi à combattre, mais le conseiller et l'ami, qui fera faire à leurs associations de grandes économies, en leur indiquant les moyens d'éviter et de raccourcir les maladies, de restreindre le nombre des invalides.

Les Bureaux et les Conseils d'hygiène, puisant leur force et leur documentation dans la Science, doivent souverainement inspirer l'administration et *imposer* leurs décisions.

Tous ceux qui détiennent ou exercent l'autorité publique, à un titre quelconque, doivent constamment s'appuyer sur la Science, qui d'ailleurs ne leur fera pas défaut et ne leur marchandera pas son concours.

Car les savants se sont rapprochés du peuple en même temps que le peuple s'éloignait moins des savants.

De ce côté aussi, l'évolution est relativement récente.

Si le savant a toujours considéré l'application comme le but suprême et le couronnement de la Science, il négligeait un peu de suivre par lui-même l'ultérieure destinée de ses découvertes.

De même qu'autrefois le médecin laissait l'œu-vre manuelle au chirurgien-barbier, plus récemment le chimiste laissait à d'autres le soin de dire au paysan l'art des fumures et des assolements.

Aujourd'hui il en est heureusement tout autre-ment.

Nous avons vu les plus hautes carrières scienti-fiques commencer par des conseils sauveurs pour l'éducation des vers à soie ou la fabrication de la bière, de même que les plus grands savants sont des praticiens éminents et opèrent eux-mêmes pour le plus grand bien de leurs malades.

Le chef respecté et aimé de notre Université de Montpellier nous l'a excellemment dit dans une de nos séances de rentrée : il faut que les Universités aillent au peuple, reconnaissent les sacrifices incessants de la société en sortant de leurs laboratoires pour enseigner la société, en élargissant leurs amphithéâtres et le rayonnement de leur enseignement, en dirigeant, du haut de leurs chaires, l'entier mouvement social.

En un mot, il faut que le savant,

S'il lève encor les yeux au ciel... regarde en bas,

de temps en temps, se rappelant que «l'homme est là» (1) !

Voilà pourquoi, Messieurs, vous avez vu l'Université de Montpellier envahir, si nombreuse et si empressée, l'Alliance d'Hygiène sociale.

Voilà pourquoi vous nous voyez tous ici, tous. Car l'œuvre est assez vaste pour que chacune de nos Facultés puisse utilement fournir des ouvriers.

Si les *Facultés de médecine et de pharmacie* semblent plus particulièrement désignées pour parler hygiène, la *Faculté des sciences* formule les plus nécessaires conseils pour la vie industrielle et la vie agricole, qui sont la base même de l'Hygiène sociale ; — la *Faculté de droit* explique la pratique des lois faites et discute la rédac-

---

(1) Sébastien Charles Leconte.

tion des lois à faire, pour que cette Hygiène sociale ne reste pas comme une lettre morte ; — et enfin c'est à la *Faculté des lettres* qu'on enseigne la Sociologie, l'entière Science dont l'Hygiène sociale n'est qu'un chapitre ; c'est à la Faculté des lettres qu'on enseigne à la fois l'histoire et la philosophie, ces deux grandes bases de la Sociologie, puisque (c'est là ma seconde thèse) l'Hygiène sociale n'est pas seulement une *œuvre de Science*, mais, comme toute étude sociale, est aussi une *œuvre de Morale*.

．．

D'après beaucoup d'esprits, d'ailleurs très éclairés et très modernes, la démonstration de ma deuxième thèse est superflue pour ceux qui admettent la première.

Pour eux, la Morale et la Science se confondent ; la Morale n'existe pas en dehors de la Science ; puisque l'Hygiène sociale est œuvre de Science, il est au moins inutile d'essayer de montrer maintenant que l'Hygiène sociale est aussi œuvre de Morale.

J'avoue — et je crois pouvoir répéter publiquement ici, sans blesser personne, — que je suis d'un avis opposé.

Je respecte profondément toutes les opinions ; mais je me reconnais le droit de discuter celles qui ne me paraissent pas démontrées ; et je reste de ces vieux retardataires, qui séparent la Morale de la Science, au sens où nous la prenons ici, c'est-à-dire de la Science expérimentale, de la biologie positive, comme ils séparent de cette même Science la métaphysique et les religions.

La Science ne connaît, n'étudie et ne démontre que le *Vrai*. Elle ignore le *Bien*. Elle n'est certes pas immorale ; mais elle est *amorale*.

La Morale est une Science, si on veut, mais une Science tout à fait à part et distincte.

Son objet est la pratique du Bien.

Quoi qu'en ait brillamment dit JEAN GUYAU, l'élève préféré de mon Maître ALFRED FOUILLÉE, la Morale a pour base le sentiment intime de l'*obligation*, avec lequel nous naissons tous, de faire le bien et d'éviter le mal ; pour couronnement et pour *sanction* la joie que nous donne le bien accompli et la tristesse du mal commis.

Que serait l'Hygiène sociale, vue du seul point de vue scientifique, basée exclusivement sur la Science ?

Elle serait une magnifique nomenclature des moyens de préserver et d'accroître la vie de l'individu et de la société. Nous aurions là un merveilleux arsenal des armes nécessaires à l'Hygiène sociale ; mais nous n'aurions pas une Hygiène sociale.

L'Hygiène sociale ne peut exister qu'avec la notion et l'idée du *devoir*, que la Science ignore et que la Morale seule peut donner.

Pour constituer une Hygiène sociale il faut poser, comme axiome fondamental, que, si l'individu a le *droit* de protéger sa santé contre les attentats de ses voisins et de demander à la société son aide active pour cette protection, il a, tout aussi obligatoirement, le *devoir* de respecter la santé de son voisin, d'aider son voisin à accroître sa propre santé et de collaborer activement à l'œuvre de protection hygiénique de la collectivité.

La santé est un droit fait de devoirs corrélatifs. Voilà la base essentielle, nécessaire, de l'Hygiène sociale, que la Morale peut seule lui donner.

Vous ne comprendrez toutes les grandes questions qui nous préoccupent et que nous vous convions à étudier avec nous que si vous les envisagez, de haut, au point de vue moral, aussi bien qu'au point de vue scientifique.

Si nous combattons l'alcoolisme, ce n'est pas pour ruiner les marchands d'alcool ni pour priver l'ouvrier des seules satisfactions qu'il puisse souvent s'offrir, c'est parce que nous voulons écarter le peuple de tout ce qui l'amoindrit et le dégrade, de tout ce qui, diminuant sa vie, est mal au point de vue moral.

Si nous combattons les logements insalubres, ce n'est pas seulement pour qu'il y ait moins d'odeurs pestilentielles dans certains quartiers, mais pour enseigner au peuple que la propreté est une vertu et pour l'aider à posséder cette qualité morale, source de beaucoup d'autres.

Si nous combattons la mortalité infantile, ce n'est pas seulement afin de multiplier les individus fortement armés dans la lutte pour la vie, afin de faire des athlètes et des lutteurs. L'Eurotas vaudrait mieux si nous ne poursuivions que ce but et nous l'atteindrions encore bien mieux en sacrifiant aussi les infirmes et les vieux, toutes les bouches inutiles, sans rendement social.

En réalité, c'est au nom du respect de la vie humaine que nous luttons pour faire vivre plus d'enfants, que nous combattons ce qu'on a appelé la prophylaxie anticonceptionnelle, que nous surveillons l'allaitement, que nous envoyons les souffreteux à la mer ou à la montagne... au

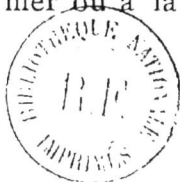

risque de conserver des êtres qui, avec un corps chétif, feront de détestables soldats, mais pourront avoir une âme vaillante, répandront le bien autour d'eux et rendront des services moraux à la société qui les a sauvés.

La Morale nous oblige à nous rappeler que l'homme complet est à la fois physique et psychique, que le développement n'est pas nécessairement parallèle du corps et de l'âme et que le *mens sana in corpore sano* est un idéal rarement réalisé.

Qui eût dit, à la naissance de VOLTAIRE, que l'histoire de l'esprit humain gagnerait à la prolongation de la vie de cet avorton?

Sans dire avec TCHEKHOV que «les hommes ordinaires sont les seuls qui jouissent d'une santé normale», il est certain qu'un grand nombre d'hommes supérieurs montre un contraste étonnant entre un corps chétif et un esprit de premier ordre.

Si, comme la Science le proposerait peut-être, la loi interdisait aux tarés, spécialement aux névrosés, d'avoir des enfants, nous n'aurions eu ni J.-J. ROUSSEAU, ni BAUDELAIRE, ni bien d'autres....

Le point de vue moral peut seul vous permettre d'envisager et de concilier des intérêts, souvent contradictoires, comme la vie de l'individu et la vie de la société.

Egalement condamnables, parce qu'immorales, seraient, dans la lutte contre la tuberculose et les maladies infectieuses en général : une Hygiène sociale qui, par la considération exclusive de la liberté individuelle, ne prescrirait et n'imposerait aucune mesure de préservation et de désinfection, et une Hygiène sociale qui, par la considération exclusive du danger collectif, traiterait les tuberculeux et tous les contagieux comme les parias de l'Inde ou les lépreux du moyen âge et mettrait en fuite la famille et les amis qui ont le devoir de les soigner et de les consoler.

En hygiène, plus qu'en toute autre matière, que seraient les lois sans les mœurs ?

Seule, la Morale doit présider à la rédaction et à l'application des lois d'Hygiène sociale.

Au nom de la Morale et de la Morale seule, l'Hygiène sociale peut demander aux *individus* les sacrifices nécessaires à la santé de tous et demander à la *société* de ne pas sacrifier au salut public les droits imprescriptibles de la liberté individuelle.

En d'autres termes, il n'y a pas d'Hygiène sociale sans idée, je ne dis pas seulement de solidarité et de mutualité, mais sans idée d'altruisme et de sacrifice.

Si la biologie, c'est-à-dire la Science, gouvernait seule la vie sociale, ce serait partout la guerre, la lutte pour la vie ; ce serait le triomphe de ce que TARDE appelle «un vague pessimisme aristocratique et brutal» ; ce serait le règne du plus fort, qui est une «survivance» et nous ramènerait à l'âge des cavernes.

Pour réaliser le véritable idéal du progrès social, il faut toujours revenir au grand précepte : «aimez-vous et aidez-vous les uns les autres». Or, c'est là un précepte obligatoire de *Morale* que la *Science* ne peut pas donner et qu'elle n'a d'ailleurs jamais eu la prétention de donner.

.·.

Donc, l'*Hygiène sociale ne sera pas ou elle sera à la fois une œuvre de Science et une œuvre de Morale.*

La proposition est tellement vraie que, partis des points de vue philosophiques les plus différents, tous les honnêtes gens aboutissent à cette même conclusion.

Spiritualistes et matérialistes s'accusent mutuellement de contradiction avec eux-mêmes et avec leur point de départ, mais se retrouvent, cœur à cœur et la main dans la main, quand il s'agit de faire le bien social.

Voila certes une des grandes caractéristiques de l'Alliance d'Hygiène sociale.

Tous ici, nous ignorons complètement nos points de départ respectifs, les routes plus ou moins détournées, plus ou moins logiques que chacun a suivies.

Nous ne voulons voir qu'une chose, c'est le carrefour où nous nous retrouvons tous, animés de la même ambition.

Nous nous retrouvons tous avec le même amour de notre pays, de sa grandeur et de sa force, avec les mêmes paroles sur les lèvres de paix et d'encouragement.

Même dans une grande démocratie comme la nôtre, l'égalité matérielle est impossible et antiscientifique.

Mais, quelle que soit la situation actuelle et passagère de chacun, nous nous tendons tous la main les uns aux autres et nous voulons former une grande chaîne, dans laquelle chacun aide son voisin et la collectivité et dans laquelle tous aident chacun à lutter contre la maladie et la mort précoce.

Était-il bien utile de vous dire toutes ces choses?

Certes non.

Si je ne m'étais cru obligé de vous infliger un discours, j'aurais pu me contenter de saluer en votre nom les hommes qui m'entourent ici et que vous avez hâte d'entendre : leur nom suffisait à symboliser admirablement l'esprit de l'Alliance d'Hygiène sociale et la devise de son drapeau.

Nous espérions voir à leur tête le Président CASIMIR-PERIER qui, en descendant du pouvoir, a voulu devenir Président de l'Alliance d'Hygiène sociale et Président de l'Association des Amis de l'Université de Paris, affirmant ainsi qu'au lieu de retourner à son champ comme les premiers Consuls de la République romaine, il voulait labourer toujours le champ de la Patrie et diriger encore souverainement les destinées de la France, les orientant sans cesse vers un idéal croissant de plus grande vie physique et de vie intellectuelle plus intense.

La maladie l'a empêché d'être ici aujourd'hui à son poste d'honneur. Mais nous devons saluer des mêmes acclamations les hommes généreux qui ont tout quitté pendant plusieurs jours pour venir éclairer, documenter et diriger les débats de notre Congrès.

Je salue spécialement en votre nom MM. SIEG-FRIED, MABILLEAU et FUSTER, qui prennent la parole dans cette assemblée.

Ils ont consacré leur vie à l'organisation et à la direction de ces mutualités qui sont la forme moderne de l'association pour le bien physique et moral des individus; à l'élaboration et au vote des lois d'hygiène et de salubrité qui sont l'honneur de ce XXe siècle. Tous, ils ont prêché la croisade contre les fléaux qui nous menacent: les épidémies, la tuberculose, l'alcoolisme, l'insalubrité des logements... et leur hideux cortège, la mortalité infantile, la déchéance physique et morale, la dépopulation, l'humiliation et la défaite!

Ils ont voulu fortifier la race, protéger et développer la santé de leurs concitoyens, rendre leurs corps

> ...beaux et fiers comme les troncs des hêtres,
> Comme tout ce qui naît et croît en liberté,
> Ressusciter pour eux l'âme de leurs ancêtres
> Toute faite d'élan, de force et de clarté (1) !

(1) FRANÇOIS FABIÉ.

En ce temps où on parle tant de paix sociale
et de libéralisme et où les doctrines de haine ont
tant de propagateurs, aussi dangereux s'ils sont
inconscients que s'ils sont intéressés; — en ce
temps où l'on décore du nom de progrès bien
des retours vers un passé de division et de lutte,
que l'ignorance n'excuse plus aujourd'hui, je suis
heureux de saluer ici en votre nom les apôtres
convaincus et éloquents de ce socialisme pratique et vrai qui, sous les plis de son large drapeau, accueille tous les hommes de bonne volonté
et de conviction honnête et sincère...

Solennellement réunis dans une même pensée
d'amour de la France, le Département de l'Hérault et la Région toute entière m'ont chargé —
et je suis fier de cette mission — de vous saluer,
Messieurs, et de vous dire ici à tous, aux orateurs d'aujourd'hui et à ceux d'hier, à tous ceux
qui nous ont apporté leurs précieux encourage-
ments: du fond du cœur, merci!

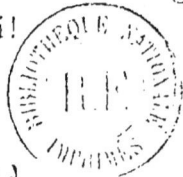

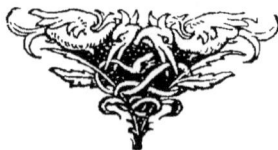

35

www.ingramcontent.com/pod-product-compliance
Lightning Source LLC
Chambersburg PA
CBHW060455210326
41520CB00015B/3963